CONTRIBUTION A L'ÉTUDE

DU TRAITEMENT

DE LA PÉRITONITE AIGUE

PAR

Lucien MOSIMANN,

Docteur en médecine de la Faculté de Paris,

Médecin-stagiaire au Val-de-Grâce,

Lauréat de la Faculté de médecine de Nancy,

(Mention honorable année 1878, année 1879, année 1880.)

PARIS

A. PARENT, IMPRIMEUR DE LA FACULTÉ DE MÉDECINE

A. DAVY, successeur

31, RUE MONSIEUR-LE-PRINCE, 31

1881

CONTRIBUTION A L'ÉTUDE

DU TRAITEMENT

DE LA PÉRITONITE AIGUE

PAR

Lucien MOSIMANN,

Docteur en médecine de la Faculté de Paris,
Médecin-stagiaire au Val-de-Grâce,
Lauréat de la Faculté de médecine de Nancy,
(Mention honorable année 1878, année 1879, année 1880.)

PARIS

A. PARENT, IMPRIMEUR DE LA FACULTÉ DE MÉDECINE
A. DAVY, successeur
31, RUE MONSIEUR-LE-PRINCE, 31

1881

A MON PERE

A MA MÈRE

A MA SŒUR ET A MON BEAU-FRERE

A MES MAITRES

DU VAL-DE-GRACE ET DE LA FACULTÉ DE MÉDECINE

A M. LE DOCTEUR COLLIGNON

Médecin aide-major de première classe.

A M. LE DOCTEUR NETTER

Médecin principal en retraite.

A MON PRÉSIDENT DE THÈSE

M. LE PROFESSEUR BÉCLARD

CONTRIBUTION A L'ÉTUDE

DU

TRAITEMENT DE LA PÉRITONITE AIGUË

AVANT-PROPOS.

En compulsant différents ouvrages à la bibliothèque de la Faculté de Médecine, nous avons trouvé quelques mémoires ayant trait à une question fort intéressante ; je veux parler du traitement chirurgical de de la péritonite aiguë. Nous avons été étonné en lisant ces ouvrages des résultats vraiment surprenants que les auteurs ont obtenus. Aussi l'idée nous est-elle venue de réunir, dans un petit travail d'ensemble, tout ce qui se rapporte à cette question. Nous avons fait à ce sujet différentes expériences sur des chiens et des cochons d'Inde. Les succès réalisés nous ayant amené à une grande certitude, nous croyons de notre devoir d'attirer l'attention des cliniciens sur cette importante question. Car que de morts évitées ! si les conclusions que nous allons tirer, à la suite de l'exposé des travaux des auteurs, sont vraies.

INTRODUCTION.

Le traitement actuellement mis en usage pour combattre la péritonite aiguë ne donne que très peu de résultat, et parmi les malades atteints de cette meurtrière affection, peu en échappent. Cet insuccès ne nous étonne pas, car les moyens dirigés pour combattre la péritonite ne peuvent avoir aucune action sur l'élément même qui entretient l'inflammation. En effet, les liquides sécrétés au début de l'inflammation des séreuses sont probablement identiques à ceux sécrétés au début de l'inflammation des muqueuses, Or, chacun sait que ces produits sont d'une acreté telle, qu'ils corrodent les orifices par où ils sortent. (On peut prendre pour exemple l'inflammation de la muqueuse nasale.) Pour éviter l'action corrosive de ces liquides, l'indication thérapeutique est donc d'empêcher l'accumulation de ces liquides dans l'abdomen, ou du moins de les diluer dans une certaine quantité d'eau à la température du corps.

Le traitement de la péritonite que nous proposons, et qui déjà a été conseillé en 1875 par le docteur Netter, est de faire une ponction avec le gros trocart, d'injecter par la canule une certaine quantité d'eau tiède, qu'on laissera pendant quelque temps dans la cavité abdominale, et ensuite de laisser écouler l'eau qui a lavé l'abdomen. Maintenant, si malgré cette opération la péritonite continue sa marche, chose rare, on devra faire une ouverture dans laquelle on introduira un tube à drainage, qui permettra de faire l'irrigation de la cavité abdominale et d'empêcher l'accumulation du pus.

Nous avons divisé notre travail en quatre parties.

1° Dans la première partie, nous avons analysé succintement les principaux ouvrages écrits sur la question.

2° Dans la deuxième, nous avons rapporté les observations recueillies sur l'homme, lesquelles prouvent la guérison de péritonites à la suite d'incisions, permettant le drainage et l'injection quotidienne de liquides différents.

3° Dans la troisième partie, nous rapportons les expériences qui nous sont complètement personnelles, expériences que nous avons faites sur des chiens et sur des cobayes.

4° Dans une quatrième partie, nous exposerons les conclusions que nous avons tirées de nos expériences et des observations recueillies dans les auteurs.

PREMIERE PARTIE

HISTORIQUE.

En 1761, Jean-Louis Petit lisait, devant l'Académie royale de chirurgie, un remarquable travail sur le parallèle entre la rétention de la bile dans la vésicule du foie, et la rétention d'urine dans la vessie. Dans ces deux cas, dit-il, il peut se former des calculs. Aussi l'opération dite cystotomie est-elle aussi bien indiquée que celle de la taille. Mais, on ne doit porter l'instrument tranchant sur la vésicule du foie, qu'à la condition essentielle, qu'il y ait des adhérences entre cette vésicule et la paroi abdominale.

Si on ne se conformait pas à cette règle, il pourrait en résulter des accidents redoutables dus à l'irruption de la bile dans la cavité abdominale et à la péritonite consécutive.

Six ans plus tard, Herlin, chirurgien de la marine, fit paraître un mémoire sur cette question intitulé : « Expériences sur l'ouverture de la vésicule du fiel et sur son extirpation (1) chez le chien et le chat. » Herlin voulait prouver par des expériences non discutables, que l'opération de la cystotomie peut être faite sans que des adhérences se soient formées entre elle et la paroi abdominale. Voici ce mémoire. « Experentia docet. »

(1) Tome XXVII du Journal de médecine, chirurgie, pharmacie, de Roux.

« Les blessures de la vésicule du fiel, toujours mortelles par l'effet de la bile épanchée sur les viscères du bas-ventre ; les pierres qui naissent dans cette partie, qui s'engagent dans les conduits bilieux, et qui, en s'y accumulant, donnent lieu de trembler pour la vie de ceux qui en sont atteints, avaient dû engager à faire des tentatives pour remédier à ces cas désespérés ; on y a peu songé, Conduit par les préceptes, on s'est contenté de regarder, avec tous les auteurs, les plaies de la vésicule du fiel comme sans ressources ; le seul point de vue s'est tourné du côté des accidents qui annoncent la lésion de cette partie ; l'art ne s'est enrichi que du pronostic ; le grand objet n'a pas été rempli.

Frappé de la fatale nécessité de voir périr tous ceux chez qui la vésicule du fiel avait été ouverte, et trouvant dans les observateurs grand nombre d'exemples de personnes mortes des accidents provenant des concrétions pierreuses accumulées dans cet organe et engagées dans son conduit, je me suis déterminé à chercher quelques ressources à ces maux ; je me suis imaginé qu'en pénétrant dans le ventre par une incision, j'irais chercher la vésicule du fiel, et que j'en pourrais faire la ligature et l'extirpation ; je crus que ce serait avoir tout fait que d'être parvenu, à ce procédé, à arrêter l'épanchement de la bile : ce moyen me mettait également en état de tenter l'extraction des pierres de la vésicule du fiel, sans crainte ; et, dans certains cas, je me voyais fondé à attaquer cet organe sans attendre son adhérence au péritoine ; je présumai aussi qu'il ne me serait pas impossible de ramener les pierres engagées dans les canaux biliaires : la distension de ces conduits au-dessus de l'engagement des pierres, occasionnée par la bile accumulée et arrêtée dans ce lieu, présentait une voie aisée pour les faire remonter et les extraire. A tout cela se joignit un peu de curiosité : je pensai qu'en m'ouvrant cette voie, c'était frayer une route nouvelle et plus assurée pour connaître décisivement ce qu'on devait penser des canaux hépato-cystiques (1). Pour réaliser ces idées, j'ai eu recours à l'expérience : sans elle je voyais des difficultés sans nombre. Que n'aurait-on pas cru pouvoir me dire de la soustraction de cette bile active et concentrée dont je privais tout à coup la machine? Les meilleurs raisonnements n'auraient pas suffi pour lever le ridicule : le fait a le droit de l'éclipser.

J'ai pris un chat : après lui avoir fait une incision à l'abdomen, j'ai saisi la vésicule du fiel, que j'ai liée à son col; puis je l'ai ouverte, et j'ai laissé couler dans le ventre la bile qu'elle renfermait; après quoi j'ai fait la gastrorraphie, ayant eu l'attention de laisser beaucoup de distance entre chaque point de suture, et de ne les serrer que fort peu : par cette manœuvre j'ai ménagé une issue aux sucs épanchés, sans m'exposer cependant trop à l'échappement des viscères ; je me réservais un second avantage, la facilité de pouvoir injecter de l'eau tiède dans le ventre : cette ablution, en étendant la bile épanchée, en affaiblit l'action, et peut être regardé comme un bain favorable qui doit

(1) On croyait encore à cette époque à l'existence de canaux invisibles, microscopiques, conduisant directement la bile du foie dans la vésicule.

contribuer à éteindre l'inflammation des viscères, déjà commencée par l'agacement de la bile.

L'animal n'a eu aucun accident particulier; à l'exception du vomissement qui a peu duré, tout le reste s'est passé tranquillement : en moins de quinze jours l'animal a été parfaitement guéri.

Mais craignant qu'on ne trouvât quelques difficultés à me faire sur les suites de cette opération, à cause du défaut de cette partie bilieuse, qui prend dans la vésicule du fiel, un caractère particulier, utile aux vues de l'économie animale, je priai M. l'Anglas, chirurgien, qui m'avait aidé dans mon opération et qui prenait soin de l'animal, de le garder encore quelque temps après sa guérison, afin de voir s'il ne se passait rien d'extraordinaire, et si, l'animal vivant comme avant l'opération, tout se réduirait dans l'ordre accoutumé; si le ventre ne s'en trouverait pas plus paresseux.

L'animal, qui avait repris son appétit, mangea de tout indistinctement, se refit parfaitement et était dans l'état le plus naturel, lorsque je fus obligé de partir précipitamment pour Brest. Je m'étais proposé de présenter l'animal à M. Petit; ne le pouvant faire, je priai M. l'Anglas de se charger de cette commission auprès de M. Petit, afin qu'il examinât le fait.

M. Petit fut d'abord étonné, ne pouvant pas s'imaginer qu'une telle opération ait pu réussir, il crut que je m'étais trompé et qu'au lieu de lier le col de la vésicule, j'avais saisi quelqu'autre partie; mais l'examen de l'animal ne lui laissa plus de doute. Il trouva le col de la vésicule lié, et son corps, dont la plaie s'était cicatrisée avec les parties voisines, en partie rempli d'une humeur claire et muqueuse; ce qui fit conclure à M. Petit que l'animal n'aurait pas survécu à cet amas, quoique cette liqueur fût de nature à se résorber aisément, et que sa douleur ne pût rien présenter de bien fâcheux pour les suites. M. l'Anglas, en homme intelligent, pour trancher cette difficulté, prit le parti de répéter mon opération sur deux chiens; il la perfectionna en extirpant le sac de la vésicule du fiel, après avoir lié son col : ces deux animaux sont guéris; M. l'Anglas les a mis entre les mains de M. Thénon. M. Duchainois, à l'imitation de M. l'Anglas, a fait la même tentative sur un chien et a eu le même succès.

D'après ces expériences, ne suis-je pas en droit de conclure qu'on peut tenter l'extirpation de la vésicule du fiel sans de grands dangers; que cette découverte met en état d'aller chercher sans crainte les pierres qui sont amassées dans ce sac, ou bien arrêtées dans quelques-uns des conduits biliaires, où elles produisent souvent des accidents mortels.

Combien de jaunisses rebelles, combien de coliques bilieuses entretenues par la concrétion de la bile, que rien n'a pu détacher, et qui menacent les jours d'une infinité de malheureux qui succombent à la fin et périssent, ne vont-elles pas céder à cette opération? N'est-ce pas une ressource pour sauver la vie à ceux qui la perdent infailliblement, lorsque par une plaie pénétrante, la vésicule du fiel a été ouverte, et laisse épancher sur les viscères la bile qui y aborde continuellement? En un mot, pour finir par le côté le moins intéressant, l'existence des conduits hépato-cystiques ne commence-t-elle pas à paraître imaginaire? du moins n'existent-ils pas dans le chien et dans le chat?

Malgré ces avantages, j'avoue qu'il reste encore des difficultés; mais ce n'est pas du côté de l'opération : le point épineux est de pouvoir donner les signes qui puissent indiquer clairement, et à temps, la blessure de la vésicule et la présence des concrétions dans ce réservoir ou dans le conduit cystique. En consultant les observateurs, on trouvera peut-être de quoi se satisfaire là-dessus. MM. Morand et Sabatier ont vu un bas officier invalide qui, ayant reçu dans l'hypochondre droit un coup d'épée, fut attaqué de douleurs, de gonflement, de tension du ventre et de constipation : il survint beaucoup de fièvre, la soif était inextinguible; les saignées, les lavements, les fomentations émollientes, tout fut mis en usage inutilement. Le troisième jour, il parut à l'aine droite une tumeur : on y reconnut un fluide épanché; elle fut ouverte, il en sortit environ trois onces de liqueur : c'était de la bile pure.

A chaque pansement se présentaient de nouvelles matières, et toujours de même qualité : le malade ne survécut que peu de jours à cette opération. A l'ouverture du cadavre, on trouva la vésicule du fiel percée (1).

Stalpar-Vander-Viel rapporte une observation à

(1) En se reportant à l'ouvrage de Sabatier, on constate que ce malade est mort de péritonite. « Les circonvolutions intestinales, y est-il dit, étaient prodigieusement distendues. Un vernis épais les collait ensemble. » (Méd. opér., 2e édition, 1840, t. 1, p. 248.

peu près semblable, qui se termina aussi malheureusement. Mais en supposant même qu'il ne fût pas possible de trouver des signes évidents, qui pussent annoncer dans les premiers temps la blessure de la vésicule du fiel, et que les observations qui parlent de pierres amassées dans cette partie ne pussent pas fournir des signes évidents propres à nous décider avec confiance, il ne s'ensuivrait pas moins que, dans les cas douteux et qui paraitraient désespérés, l'opération que je propose ne pût être tentée ; ce qu'il y a de certain, c'est que, de sa nature n'étant pas mortelle, on n'aurait rien hasardé pour les jours du malade, et que, d'ailleurs, pour finir par le précexte de Celse, si rabattu et si vrai, il vaut mieux tenter un remède incertain que d'abandonner le malade à une mort assurée : « Melius est anceps quam nullum experiri remedium. »

De l'ensemble des faits énoncés dans ce mémoire nous pourrons tirer la conclusion suivante :

C'est chose possible que dans la péritonite aiguë les injections aqueuses pratiquées dès le début dans la cavité abdominale enrayent brusquement la maladie (1).

Le 10 janvier 1867, M. Kœberlé cite à la Société de chirurgie un cas d'ovariotomie, compliqué d'une collection purulente dans la région lombaire avec péritonite, le sixième jour après l'opération, arrêtée par une incision profonde au-dessus de la crête iliaque ; la malade a guéri. Cette observation sera citée plus loin.

En 1875, M. Netter faisait paraître un mémoire sur

(1) Injection d'eau dans la cavité péritonéale. Netter, 1875.

les injections d'eau dans la cavité abdominale comme traitement de la péritonite aiguë. Dans ce mémoire M. Netter tend à prouver, que le seul moyen rationnel de guérir la péritonite aiguë est de diluer le liquide âcre secrété dès le début de l'inflammation de la séreuse. Pour arriver à ce début, il conseille d'injecter une certaine quantité d'eau dans l'abdomen, eau qui devra ôter au liquide les propriétés corrosives qu'il a au début de sa sécrétion. Il regrette que cette opération si simple ne soit pas encore entrée dans la pratique médicale, « car, dit-il, si une première opération ne réussissait pas, on pourrait alors condamner la méthode, mais tant que la pratique n'aura pas prouvé le contraire, on ne devra pas attaquer cette nouvelle méthode. »

Dans les Archiv für klinische Chirurgie von Langenbeck (Berlin 1876), nous trouvons un long travail de Wegner ayant pour titre « Remarques chirurgicales sur la cavité péritonéale considérée surtout au point de vue de l'ovariotomie. » L'auteur a fait un grand nombre d'expériences sur les chiens et sur les chats, et en retire des conclusions qui sont des plus importantes.

Si on ouvre largement le ventre à un animal, et qu'on laisse le paquet intestinal exposé à l'air pendant un certain temps, on voit différents phénomènes se passer sous l'influence du plus ou moins haut degré de la température du milieu ambiant. Si la température est à 15 degrés centigrades, on voit celle de l'animal s'abaisser de plus en plus à 25°, 3 et la mort survient alors. Si la température est à 35°, on constate que l'animal continue à bien se porter. D'après l'auteur, ce serait à ce refroidissement considérable qu'il faudrait attribuer ces morts foudroyantes qui suivent quelquefois les opérations d'ovariotomie et auxquelles les Anglais ont donné le nom de *schock.* Ainsi, on préviendrait cette terminaison, si après la longue série des opérations nécessitées par l'ovariotomie, on empêchait le refroidissement du paquet intestinal par des moyens appropriés. Dans une seconde série d'expériences entreprises sur des lapins et des chiens, l'auteur a constaté l'énorme puissance d'absortion de la séreuse péritonéale, dont il a d'ailleurs évalué la surface comme égale à celle de tout le corps. Ainsi, il a injecté à un lapin 190 grammes de sérum artificiel dans la cavité abdominale; après une heure l'animal est sacrifié et l'on ne trouve plus dans la cavité abdominale que 140 grammes de liquide ; 50 grammes ont été absorbés en une heure. Il renouvelle l'expérience sur des chiens, et obtient les mêmes résultats. Nous nous dispensons de citer les expériences que l'on trouvera exposées au long dans l'ouvrage même de l'auteur.

Un autre document plus important que ce dernier est relaté dans le Journal de physiologie et d'anatomie de Ch. Robin (juillet 1876). C'est celui d'un auteur anglais, Sanderson. Nous allons citer une de ses expériences. Le 18 mars 1872, 0 gr. 205 m. d'une solution ammoniacale diluée préalablement, bouillie, puis refroidie, furent introduits dans la cavité péritonéale d'un cochon d'Inde.

Les instruments employés étaient une canule, qui venait d'être exposée pendant un temps assez long à la température de l'ébullition, et une pipette de verre récemment faite. Le jour suivant, le cochon d'Inde fut tué, et le liquide contenu dans la cavité péritonéale fut aussitôt injecté dans les cavités péritonéales de deux autres cochons d'Inde, dont l'un s'affaissa peu après l'opération et n'y survécut que six heures. L'autre fut tué au bout de vingt-quatre heures. Chez ces deux animaux, il y avait une péritonite interne. Pour le premier cochon d'Inde, celui à qui on avait fait l'injection, le liquide exsudé était clair, visqueux et de couleur jaunâtre ; il était riche en petits organismes.

Le jour suivant, 0 gr. 20 c. de liquide furent injectés dans les cavités péritonéales de deux autres cochons d'Inde; aucun d'eux ne vécut plus de vingt-quatre heures. L'exsudation liquide de l'un d'eux fut renfermée dans un tube qui venait d'être fait et refroidi et qu'on ferma aussitôt hermétiquement. Le 23, c'est-à-dire deux jours après, 1 gr. 06 de ce liquide furent injectés dans le péritoine d'un chien de moyenne taille, et la mort arriva au bout de six jours. Peu après l'injection, l'animal fut atteint de ténesme, vomissements, diarrhée, puis collapsus mortel.

Nous voyons donc, d'après l'analyse de ce mémoire, que les liquides sécrétés par le péritoine jouissent d'un pouvoir irritant intense, puisque, injectés dans l'abdomen d'un autre animal, ils irritent tellement la séreuse, qu'une péronite suraiguë prend naissance et emporte l'animal au bout de peu de temps.

Maintenant, avant de terminer l'historique de la question que nous nous sommes proposé de traiter, il importe de parler de la méthode employée par Ravaton dans le traitement de la péritonite trauma-

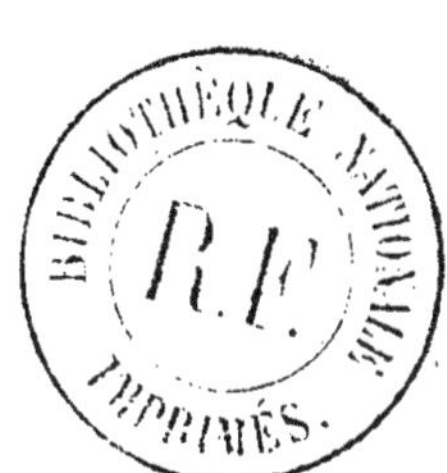

tique (1), puis d'analyser rapidement un dernier document relatif à la péritonite puerpérale (Ueber das puerperal Fieber und dessen locale Behandlung, publié par Heinrich Fritsch, dans le R. Volkmanns klinische Vertrayeg, n° 107).

Dans les plaies plus ou moins étendues de l'abdomen (plaies par armes à feu, instruments piquants et tranchants), Ravaton conseillait de veiller à ce que les blessés restassent couchés d'une manière continue sur le ventre, afin d'évacuer les liquides sécrétés. « On fait coucher, dit-il, le blessé sur la plaie, pour faciliter la sortie des liquides épanchés. Dans un cas de balle perdue dans le bas-ventre avec fracture de l'os iliaque, et vu la quantité de suppuration, je recommande, dit-il, au blessé, dès les premiers jours, de se coucher sur la plaie, pour faciliter la sortie de la matière, crainte qu'elle ne séjourne dans le bassin où elle ne manquerait pas de causer des accidents funestes (2). »

Dans le cas d'épanchements enkystés, on couche le malade sur la plaie (3). Ravaton est allé plus loin encore; dans le cas de plaie de petite étendue, et quand des accidents de péritonite surgissaient ou existaient déjà au plus haut degré, il n'hésitait pas à dilater les plaies, voire même à faire des contre-ouvertures, et remarquez ceci, à faire des injections intra-abdominales, qu'il recommande jusqu'à trois fois par jour. Nous renvoyons pour plus de détails à l'exposé des observations même de l'auteur.

(1) Chirurgie des armées, p. 231. Paris, 1768.
(2) Chirurgie des armées, p. 244.
(3) Pratique moderne de la chirurgie. Paris, 1776.

Suivant Fritsch, dans les premières heures qui suivent l'accouchement (douze à vint-quatre heures), on injecte dans la cavité utérine 1 à 3 litres d'eau tiède par jour, et cela pendant cinq à six jours, et si on continue ces mêmes injections dans le vagin, quelque temps encore après qu'on a cessé les irrigations utérines, on prévient sûrement toute inflammation locale. Il y a plus, quand les symptômes de phlegmasie vagino-utérine existent déjà, et même à un haut degré, on peut encore par ce moyen enrayer le processus.

Dans onze cas très graves, où la fièvre intense revêtait un caractère typhoïde des plus marqués, les symptômes locaux et généraux disparurent tous avec une rapidité remarquable sous l'influence de ces irrigations.

Mais quand la plegmasie utérine s'est propagée dans la cavité abdominale, et y a donné lieu à une péritonite, peut-on encore l'enrayer avec les injections pratiquées dans les organes génitaux ? Fritsch résout la question par la négative. On ne doit pas, suivant lui, lui ouvrir le ventre, ni laver l'abdomen comme on fait pour la cavité utérine. Mais, si d'une manière générale Fritsch défend cette opération, il est cependant des circonstances où elle lui semble indiquée.

« 1° Dans les cas où il y a exsudat inflammatoire enkysté qui a de la tendance à se faire jour au dehors.

« 2° Toutes les fois que la percussion démontre la présence d'un exsudat libre et mobile quoique non enkysté ;

« 3° Il serait beaucoup plus rationnel d'intervenir dans les cas qu'on appelle péritonite septique, causés par le passage direct des lochies décomposées. Mais la mort survenant si vite, quelqu'un, à l'idée d'une péritonite septique, aurait-il le courage d'ouvrir le ventre par simple mesure prophylactique. La vie tient à des heures, et quand les symptômes sont évidents, l'opération pourrait arriver trop tard (1). »

Citons enfin, avant de terminer notre exposé, une petite brochure de quatorze pages de l'ovariotomiste de Munich Nussbaum, intitulée : « Die Drainagirung der Bauchhöhle und die intra-péritonéale Injection. » Nous en extrayons le passage suivant : « Dès que la fièvre se manifeste, on pratique une seconde ouverture abdominale, tout à fait en bas, entre le vagin et le rectum par le pli de Douglas, et on place un drain par cette seconde plaie. Cela fait, on injecte par la plaie supérieure, soit simplement de l'eau, soit quelque solution antiseptique quelconque, et ces injections sont renouvelées jusqu'à ce que le liquide, qui s'écoule du côté des parties génito-urinaires, soit devenu tout à fait propre et inodore.

Pridgin Taale a, lui aussi, émis l'idée que, dans le cas de péritonite par perforation intestinale, il y aurait lieu d'inciser l'abdomen, afin de procéder au nettoiement de cet abdomen. Ce que cet auteur n'avait osé faire, Kœberlé l'a essayé avec plein succès comme nous l'avons déjà dit.

En résumant tous ces travaux, la question se trouve ainsi posée : « Étant donnés deux animaux atteints tous les deux de péritonite, si on injecte à un de

(1) Sammlung klinischer Vortrage, n° 107. Décembre 1876, p. 808.

l'eau tiède, de manière à diluer le liquide exsudé, et qu'on abandonne l'autre sans traitement, le premier échappera-t-il à la mort qui atteindra presque sûrement l'autre? Nous avons fait ces expériences et nous avons complètement réussi; l'opéré guérit tandis que l'autre succombe infailliblement.

DEUXIEME PARTIE

OBSERVATIONS.

Obs. I. — *Ovariotomie* pratiquée le 26 novembrs 1866 par Kœberlé.

Mme B..., de Domfessel (Bas-Rhin), âgée de 43 ans, d'une constitution vigoureuse, mère de trois enfants, dont le dernier est âgé de 5 ans, avait vu depuis trois ans son ventre prendre un développement insolite. Elle était affectée d'un kyste multiloculaire de l'ovaire droit, dont l'une des loges s'est rompue spontanément, huit mois avant l'ovariotomie, en donnant lieu à une péritonite grave. Depuis ascite, amaigrissement, anémie, fièvre hectique. Vers la fin du mois de septembre 1866, je pratiquai une ponction péritonéale qui donna issue à environ 6 litres de liquide brunâtre, en partie séreux, en partie filant, sans que la tumeur ovarique ait été intéressée. Avant la ponction le diagnostic était indécis; on pouvait croire à l'existence d'une tumeur fibreuse de la matrice. Les bosselures résultant de la multiplicité des loges de la tumeur, le cathétérisme utérin, indiquant 9 centimètres de profondeur et un engorgement marqué du col, semblaient légitimer cette opinion. Mais l'évacuation du liquide ascitique mélangé d'albumine de kyste ovarique, et la fluctuation évidente de la tumeur démontrèrent qu'il s'agissait d'un kyste. Après la ponction l'état de la malade, sous l'influence d'un bon régime, s'améliora très notablement.

L'ovariotomie fut pratiquée le 26 novembre 1866, en présence de MM. Fantin, Goller, le professeur Küss, Caternault et Kien. Chloroformisation par Elser. Incisionde 25 centimètres. Issue de trois litres environ de sérosité ascitique rougeâtre, par suite d'une hémorrhagie péritonéale récente de l'une des loges de la tumeur. Ponction de trois loges du kyste, dont l'une fournit un liquide jaunâtre, une autre un liquide brun, et la dernière un liquide d'un blanc grisâtre, en tout 8 litres. Il restait encore une masse multiloculaire formée par une infinité de loges, du poids de 2 kilogrammes, qui sortit facilement après que j'en eus séparé les adhérences qui la fixaient à l'épiploon et à la paroi abdominale. L'adhérence à l'épiploon, qui renfermait des vaisseaux volumineux, fut divisée par le cautère actuel. La tumeur provenait de l'ovaire droit. Le pédicule, long de 4 centimètres, fut compris dans une anse de fil de fer à l'aide d'un serre-nœud. L'ovaire gauche présentait un foyer hémorrhagique considérable, résultant de la dernière démonstration. Le caillot, en partie décoloré, fut extrait. Un follicule de Graaf assez volumineux fut incisé et débarrassé de son contenu. La partie restante de l'ovaire était parfaitement saine. Nettoyage de la cavité abdominale. Réunion à l'aide de quatre points de suture profonde et de six points de suture superficielle. Un tube de verre de 10 centimètres, plongeant dans le bassin le long de la paroi postérieure de la matrice, fut disposé dans l'angle inférieur de la plaie pour donner un libre écoulement aux liquides. L'opération a duré trois quarts d'heure. La quantité de sang perdu par l'opérée a été de 400 grammes environ.

Il survint une péritonite pelvienne, qui resta localisée et qui guérit rapidement sous l'influence du libre écoulement des liquides et de la position demi-assise qu'on avait donnée à l'opérée. Tout semblait aller au mieux. Les urines étaient devenues claires et assez abondantes; l'intestin fonctionnait librement; le pouls, assez développé, se maintint néanmoins à 130 pulsations.

Je recherchai avec soin la cause de l'accélération du

pouls, que j'attribuai à un travail inflammatoire extra-péritonéal, soit sur le trajet de l'incision, soit dans le ligament large et le long des vaisseaux ovariques du côté droit, mais sans pouvoir constater aucune lésion. Malaise assez prononcé le quatrième et le cinquième jour.

Le sixième jour (1er décembre), l'opérée dormit une partie de la nuit. Vers 2 heures du matin, agitation, anxiété, pouls très variable, irrégulier, très petit par intervalles, à 130 environ; 36 inspirations par minute; sueurs, langue chargée, urines diminuées, ventre ballonné. Le septième jour (2 décembre), un examen très attentif de l'abdomen et de l'excavation pelvienne ne fait découvrir aucun foyer de sérosité en voie de formation. Sueurs, pommettes très rouges. État subcomateux. Agitation par intervalle. Urines chargées diminuant de plus en plus. Facies altéré, soif vive. A 5 heures du soir, je constatai une matité de la largeur de la main dans le flanc droit, entre la crête iliaque et l'hypocondre. Pouls petit, irrégulier, filiforme. Urines chargées en petite quantité. Faciès très altéré. Tendance au refroidissement. Il y avait évidemment une collection de sérosité en voie de formation depuis environ quinze heures. Elle résultait d'une péritonite locale, que j'attribuai à une inflammation des vaisseaux ovariques. Le foyer de l'inflammation péritonéale ne devait pas tarder à s'étendre et à donner lieu à une péritonite générale. L'état de la malade était extrêmement grave. Je me décidai à frayer au dehors une voie au liquide épanché, de manière à limiter la péritonite et à donner ou à ménager en même temps une issue à la collection purulente sous-péritonéale qui devait être en voie de formation. Séance tenante, je fis une incision de 7 centimètres au-dessus de la crête iliaque au centre de la matité. La division successive des plans musculaires présenta beaucoup de difficultés, en raison de la profondeur de la plaie, de la présence du nerf ilio-hypogatrisque qui passait en travers de l'incision et de l'hémorrhagie. L'opération eut lieu à la clarté de la bougie, avec l'assistance de M. le Dr Caternault. Comme la malade était trop faible pour être chloroformée, on fit usage de l'appareil pour l'anesthésie locale par la vaporisation de l'éther, qui diminua sensiblement la douleur, et qui eut l'avantage, par le refroidissement qu'il produit, de diminuer et de calmer l'hémorrhagie. Après avoir divisé les tissus à une profondeur de 6 à 7 centimètres, je tombai sur le péritoine, qui donna écoulement, aussitôt qu'il fut ouvert, à environ 150 grammes de sérosité rougeâtre analogue à celle que l'on obtient dans la péritonite récente. L'exploration, à l'aide du doigt, des anses intestinales voisines et des parties situées en arrière du paquet intestinal sur le côté de la colonne vertébrale, ne fit découvrir rien d'anormal; seulement la sensibilité de ces parties était très vive. La sérosité épanchée ayant été complètement extraite à l'aide d'une canule, la plaie extérieure fut réunie à l'aide d'un point de suture, et une mèche de charpie, que l'on remplaça les jours suivants par un tube de 10 centimètres de longueur, servit pour maintenir provisoirement une communication de la cavité péritonéale avec le dehors. La matité locale avait disparu. On maintint la malade dans une position demi assise et dans le décubitus latéral sur le côté droit, pour faciliter l'écoulement des liquides. La malade, qui était restée dans un état subcomateux, avec un pouls très petit, à 130, ne tarda pas à se remettre, si bien que le lendemain il y eut une amélioration marquée. Le pouls, quoique irrégulier, s'était relevé et oscillait entre 118 et 125, et la respiration était revenue à 22 inspirations. Du reste la langue était chargée, il y avait de l'inappétence, la soif était vive et les urines étaient rares.

Le 4 (neuvième jour). Le pouls, toujours très variable est monté à 136. Les bords de la plaie iliaque étaient enflammés et envahis par un érysipèle, qui s'étendit les deux jours suivants à 12 centimètres en arrière. L'érysipèle est traité par un badigeonnage à la teinture d'iode sur la limite des parties enflammées, il s'arrêta le surlendemain. Urines plus abondantes et moins chargées. L'appétit revient cependant; le flanc droit se tuméfie peu à peu; il devient mat et résistant depuis le rebord des côtes. Il ne s'écoule qu'une petite quantité de sérosité purulente sur le tube. La tuméfaction du flanc droit était rétro-péritonéale et s'accrut progressivement les jours suivants. Le ventre était ballonné. Selles fétides, malgré le sous-nitrate de bismuth. On entretint la liberté du ventre à l'aide de lavements et de pilules purgatives.

Le 8 (treizième jour). Des sueurs abondantes se manifestent pendant la nuit. Pouls à 120, très petit. Faiblesse très grande. La malade n'urine plus seule. Le ventre est toujours ballonné. Le lendemain, même état, mais cependant le ventre est moins tendu et le pouls est à 95. Au moyen de grosses sondes introduites dans la plaie iliaque, et à l'aide du petit doigt, je cherchai en vain à ouvrir en dehors le foyer purulent qui avait pris des dimensions très considérables, et qui s'étendait alors jusqu'au milieu de la fosse iliaque.

Le 10 et le 11. On remarque que les selles étaient grisâtres, purulentes, avec des gouttelettes huileuses. On pensa que la collection purulente s'était ouverte dans l'intestin, probablement dans le côlon ascendant. La malade toujours très faible, éprouva un soulagement marqué. Cependant la tuméfaction demeura à peu près stationnaire. On essaya vainement de l'entamer avec une sonde.

Le 12. Selles diarrhéiques sans caractère spécial.

Le 13. La collection purulente s'ouvrit spontanément au dehors par le gros tube, qui avait été laissé à demeure au-dessus de la crête iliaque. Une grande quantité de pus, environ 1 litre, continua à s'écouler en abondance pendant deux ou trois jours. La tuméfaction, qui siégeait le long du flanc droit, diminua peu à peu et disparut entièrement. Le tube fut raccourci progressivement et au bout d'une quinzaine de jours la cicatrisation de la plaie iliaque était complète, aussi bien que celle de la ligne blanche, où l'on avait aussi laissé jusque-là un tube de 14 centimètres de longueur, dans l'angle inférieur un cul-de-sac recto-vaginal, pour le cas où la collection purulente aurait eu de la tendance à s'ouvrir de ce côté. L'anémie, la faiblesse, la disposition à la transpiration ont peu à peu disparu, et un mois et demi après l'opération, la santé était parfaite.

Le 10 janvier 1866, Mme B... a été présentée à la Société de médecine, complètement guérie. La menstruation s'est établie le 20 janvier.

Dans cette observation, l'intervention chirurgicale au commencement de la péritonite a eu pour résultat immédiat d'enrayer l'inflammation purulente en créant une issue à la sérosité, qui était en voie de formation, avant qu'elle ait pu fuser au loin en donnant lieu à une péritonite générale, et avant qu'elle soit devenue septique, après avoir subi une décomposition avancée.

Obs. II (1).

En janvier 1747, on porte à l'hôpital, à 11 heures du soir, un jeune et vigoureux sergent, qui avait reçu depuis dix heures un coup d'épée près de l'ombilic (pour le faire enterrer à petit bruit, me dit le major du régiment).

J'examinai le blessé à son arrivée; je le trouvai sans pouls, sans connaissance, ne pouvant articuler, les yeux ternes, le ventre gonflé, enfin annonçant en tout une mort certaine et prochaine. Comme la plaie avait été pansée avec de l'eau-de-vie, ses bords étaient desséchés; je sentis dessous une

(1) Ravaton, Chirurgie des armées. Paris, 1768, p. 492.

espèce de fluctuation; je n'osai la dilater tant parce que le blessé était expirant que par la crainte qu'on ne trouvât moyen de blâmer ma conduite. Je fis appliquer dessus un grand emplâtre de diachylum gommé. Je crus qu'il périrait dans la nuit; cependant le lendemain matin je trouvai son pouls un peu revenu; il s'exhalait de son lit une odeur si fétide que je crus qu'il avait fait sous lui; je le découvris et je le trouvai inondé de matière purulente noirâtre et sanguinolente; je le fis changer et bien laver avec de l'eau vulnéraire; je dilatai ensuite le péritoine d'environ un demi pouce et les téguments de deux pouces, ce qui procura la sortie d'un nouveau torrent de matières mêlées de portion d'épiploon d'une odeur cadavéreuse. Je fis de suite dans l'abdomen, pour laver les viscères, des injections composées d'une infusion d'orge. J'appliquai l'emplâtre à l'ordinaire; je le fis coucher sur le ventre. Les huit premiers jours, les suppurations furent si abondantes, et d'une odeur si fétide, que je fus obligé de renouveler les pansements et les injections trois fois par jour, elles continuèrent d'entraîner des portions d'épiploon.

Pendant ce temps, le pouls se fortifiait, les forces se rétablissaient; j'augmentai ses aliments, les suppurations diminuèrent ensuite par degrés, devinrent louables, de façon que, le trente-septième jour, la plaie fut bien cicatrisée et le sergent sortit peu après, assez bien rétabli.

Obs. III (1).

En avril 1734, on apporta à l'hôpital un cavalier du régiment de Béthune, qui avait reçu depuis cinq jours un coup de pointe de sabre au côté droit de l'ombilic; la plaie, qui n'avait pas de point de sortie, avait été pansée, en premier

(1) Ravaton, Chirurgie des armées, p. 498.

appareil, avec de l'eau-de-vie. Elle était rapprochée et desséchée le ventre était gonflé, tendu et fortement douloureux ; le pouls profond, dur et pressé, le visage pâle, le globe de l'œil enfoncé dans l'orbite; à tout cela se joignaient le hoquet, des envies fréquentes de vomir, des engourdissements à la mâchoire inférieure, et de légers mouvements convulsifs aux jambes et aux bras.

Tous ces accidents annonçaient une mort prochaine, de façon qu'après quelques réflexions, j'appelai le conseil ; et comme aux grands maux il faut de prompts et grands remèdes, je proposai de faire une ouverture à la partie inférieure du bas-ventre, un peu au-dessus du ligament de Pouparl et à côté de l'anneau du côté droit. On regarda ma proposition comme bien hardie, on me tint des discours capables de me décourager; mais, comme la mort frappait à la porte, on me permit d'opérer selon mes vues et mes principes. Je perçai la peau, de concert avec un aide-chirurgien, à l'endroit indiqué, et je fis une incision d'environ deux pouces, je coupai ensuite très doucement les muscles, et je parvins à ouvrir la capacité du bas-ventre, et comme je n'évacuai rien, que l'hémorrhagie qui suivit la coupe de la peau et des muscles était un peu saillante, on lâcha des discours imprudents et je fus abandonné aussitôt de tous les consultants. Animé par leur conduite indécente, je portai le doigt sous l'ombilic, et je sentis une grande chaleur et une fluctuation décidée; je déchirai avec le bout du doigt quelques vestiges de la membrane adipeuse (qui dans cet endroit entoure les vaisseaux iliaques) et il s'évacua aussitôt près d'une pinte de sang caillоté, mêlé de sérosité d'une odeur très fétide ; je pressai avec ménagement les parois de l'abdomen, pour faciliter la sortie des liquides épanchés, et je fis ensuite le pansement.

J'introduis un séton de linge fin, trempé dans l'huile d'amandes douces, entre les lèvres de la plaie, et je fis coucher le malade sur le ventre.

Dès le soir, le hoquet, envies de vomir, engourdissements convulsifs des membres inférieurs et les mouvements des jambes et des bras, étaient moins violents et moins fréquents, quoique la fièvre fût toujours ardente et qu'il eût fait deux selles de matières dures. L'état déplorable où était le blessé me faisait craindre qu'il ne mourût dans la nuit; je le vis de grand matin, il me reconnut et me dit d'une voix basse qu'il n'avait pas dormi, qu'il souffrait moins, qu'il se sentait un peu dégagé.

Il y avait coulé de la sanie pendant la nuit; je renouvelai le séton, je fis recoucher le malade sur le ventre.

Du 3 au 5, qui était le dixième jour de sa blessure, il fut dans un danger évident de périr à chaque instant; je ne changeai rien ni au pansement, ni aux remèdes.

Le 6. Au matin, je trouvai l'appareil et le lit inondé de matières purulentes d'une odeur insoutenable; je fis laver le malade avec l'eau vulnéraire; j'employai les injections détersives déjà décrites; je renouvelai le pansement comme à l'ordinaire.

Les suppurations devinrent si abondantes les jours suivants, que je fus obligé de le panser trois fois par jour. Il se présenta des portions d'épiploon, qui bouchaient souvent le passage de la matière, et que je tirai doucement avec des pinces; la fièvre diminua et disparut insensiblement.

Les suppurations et les sueurs, qui se mirent de la partie, se continuèrent jusqu'au trente-troisième jour, qui était le trente-huitième de la blessure. J'avais augmenté les aliments par degrés, de façon que par les pansements variés et les purgatifs doux, la plaie fut bien cicatrisée le soixante-douzième jour, et il sortit peu après de l'hôpital.

Obs. IV.

M. Spillmann (de Nancy), en 1877, présente à la Société de

médecine de Nancy, au nom du professeur Michel, un kyste de l'ovaire provenant d'une femme âgée de 38 ans, opérée par M. Michel le 30 janvier 1876 avec le concours de MM. Jancy, Doyen et Guyon, de Remiremont.

Le kyste siégeait à gauche, et présentait des adhérences multiples avec le bord libre du foie, à toute la surface intestinale et à la paroi abdominale. Le pédicule avait 15 centimètres de longueur. L'opération a duré une heure ; le kyste était unique et renfermait environ 26 litres de liquides et de dépôts fibrineux.

L'incision fut pratiquée de l'ombilic au pubis. Après l'incision on tomba dans un foyer de péritonite. M. le professeur Michel enleva des poignées de fausses membranes et lava complètement l'abdomen. Le trocart fut enfoncé dans la tumeur, mais il ne put tenir et il déchira la poche. La dissection des adhérences donna lieu, en certains points, à des hémorrhagies qui furent arrêtées par des pinces compressives. On appliqua quatre points de suture profonds et quatre superficiels. Opérée le 30 janvier, la malade peut être considérée comme guérie le 9 février ; pendant ce temps, il n'y a eu aucune fièvre, les sutures se guérissent toutes par première intention.

Obs. V.

Mme la vicomtesse de R..., grande et bien portante, accouche pour la première fois à 24 ans, trois semaines après le terme attendu. Le travail dure cinq jours, ce qui fut attribué à un œdème rénitent du vagin et des grandes lèvres ; l'enfant sortit néanmoins en très bon état. Délivrance normale, lochies peu abondantes, tranquillité et sommeil pendant quinze heures ; mais on la gorgea de bouillons succulents et on lui fit un tableau effrayant des dangers qu'elle avait courus. Bientôt après, tranchées utérines, douleurs excessives à l'hypogastre. (Sangsues sur l'abdomen, lavements émollients, boissons adoucissantes, potions mielleuses, diète.) Six heures après le début, des tranchées, fièvre intense; les accidents durent six heures avec autant de violence, le gonflement de l'hypogastre s'accroît pendant la nuit; il s'étendait de proche en proche, sur le reste du bas-ventre. Une saignée copieuse fut suivie d'une diminution notable des accidents. Quoique l'abdomen perdît tous les jours de sa chaleur et de sa sensibilité, il resta aussi gonflé et aussi tendu que dans le fort de l'inflammation; selles libres, urines claires et faciles. La malade avait maigri, une fièvre hectique minait ses forces; dégoût général, vomissements glaireux, angoisses inexprimables. Au treizième jour, à l'examen du ventre, on trouve les signes d'une fluctuation générale comme dans l'ascite ; les purgatifs et les laxatifs furent employés en vain ; ponction avec le trocart sur la ligne étendue de l'ombilic à l'épine iliaque antérieure et supérieure. Il partit par la canule 6 litres de liquide, épais, visqueux et fétide; un fluide gazeux qui pouvait égaler le volume du liquide sortit pêle-mêle avec lui en grosses bulles. Pendant l'opération, des grumeaux caséeux obstruaient la canule, il fallut les repousser dans l'intérieur avec une sonde boutonnée. Le bas-ventre, quoique devenu souple, conservait un volume au-dessus du naturel, et on pouvait le comprimer sans douleur. Après la ponction, cessation des symptômes, calme pendant quatre jours. Le bas-ventre recommence à redevenir douloureux et à se gonfler ; douleur fixe à l'ombilic, qui s'accroît peu à peu (vésicatoire au haut de la cuisse qui amène une fièvre vive). Bas-ventre plus tendu, plus douloureux, plus volumineux, cardialgie, vomissements bilieux, élancements continus à l'ombilic avec rougeur et dureté; il s'y forme une petite tumeur isolée du volume d'un haricot. Quatre jours après les téguments de l'abdomen qui n'étaient pas infiltrés s'épaissirent, et devinrent pâteux, en commençant autour de la petite tumeur ombilicale. Malgré l'infiltration, on sentit une fluctuation plus sourde que celle du premier épanchement; on appliqua des topiques maturatifs et on soutint les forces. Le huitième jour après la ponction, pouls d'une petitesse et d'une fréquence extrêmes, grippe, frissons. Cet état dura quatre jours et quatre nuits, après lesquels, le pouls devint moins fréquent et moins faible. Le tubercule ombilical atteignit la grosseur d'une noisette; on vit qu'il était plein de liquide, et on lui fit une petite ouverture avec une lancette. L'abcès fut ouvert avec peine, il ne sortit environ qu'un verre de pus séro-laiteux, ce qui fit voir que la matière appartenait à une collection distincte du péritoine; la sonde ne pénétrait point dans le péritoine. Quatre jours après l'incision de l'ombilic, le péritoine s'ouvrit tout à coup; une matière épaisse, grisâtre et chargée d'une grande quantité de flocons grumeux coule à flots, pendant un quart d'heure; son odeur était fétide et cadavéreuse. L'écoulement recommença le lendemain; il sortit ancore quelques livres d'un fluide bourbeux et putride. Le grand dépôt abdominal se vida en cinq ou six jours, par des effusions partielles, le bas-ventre s'affaissa, et il ne resta qu'une fistule à l'ombilic, qui se ferma plusieurs fois et occasionna, en divers temps, des accidents fâcheux avant la cicatrisation complète, qui n'eut lieu qu'au bout de six mois.

Obs. VI.

Une petite fille, âgée de 7 ans et 4 mois, fut visitée par le Dr A... le 7 juin 1846.

L'enfant était couchée sur le côté droit, la figure émaciée et tirée (attitude spéciale aux gens atteints de péritonite); amaigrissement considérable des membres, urines rares, abdomen distendu avec saillie de l'ombilic et fluctuation manifeste. Il existe une petite tumeur à parois très minces, vers le milieu de l'espace situé entre le rebord costal et l'ombilic du côté droit.

Environ onze semaines auparavant, l'enfant avait été prise de frissons, suivis de chaleurs et de vomissements avec douleurs dans l'abdomen.

Le jour suivant, il y eut du délire ; plus tard le Dr Lewis examine le ventre avec soin : il n'existe ni dûreté, ni développement du foie ni d'aucun autre viscère. Les parties situées autour de la petite tumeur étaient molles et dépressibles ; elle-même ne paraissait avoir aucune connexion avec les intestins, les selles ne contenaient jamais de pus. Le ventre avait trois pouces de circonférence (cataplasmes, potions diurétiques.

7 juin. Une ouverture se forme spontanément sur la tumeur, et donne issue à 5 pintes de matière purulente ; l'abdomen s'affaissa un peu, il resta cependant encore gonflé et on continua à y percevoir de la fluctuation.

Le développement était uniforme, on ne sentait aucune tumeur interne. L'enfant se plaignait de douleurs dans les hanches ; l'urine était assez abondante et limpide ; un peu de toux.

Les jours suivants, le pus continue de couler.

Le 12. Le ventre est tout à fait aplati ; la malade n'offre plus dès lors que des incidents d'un intérêt secondaire.

30 septembre. L'enfant était tout à fait bien portante, la plaie était bien cicatrisée.

On trouvera un certain nombre d'autres observations du genre de ces deux dernières ; nous renvoyons le lecteur à la thèse de Second-Fereol, 1859.

TROISIEME PARTIE

EXPÉRIENCES FAITES SUR LES ANIMAUX.

EXPÉRIENCE 1 (personnelle).

Nous prenons une chienne d'un an, pesant 3 kilog.; nous la plaçons sur une planche à dissection, de manière que la paroi abdominale regarde en haut. On examine la température et le pouls avant l'opération. Le pouls est de 80 pulsations à la minute et la température est de 37,7.

Le 11 août 1880, à 8 heures du matin, une incision de 8 centimètres est faite au-dessous des fausses côtes droites, près de la ligne médiane; cette incision comprend la peau, le tissu cellulaire, les muscles ainsi que le péritoine; la vésicule du fiel ayant fait saillie par une ponction, on laisse écouler la bile dans la cavité abdominale. On place alors un gros tube à drainage, au centre de la plaie et on réunit les deux lèvres de chaque côté du tube. Lorsque les points de suture, qu'on avait très rapprochés, furent placés, on répandit du collodion sur les surfaces récemment réunies, de manière que rien ne pût s'écouler de l'abdomen que par le tube à drainage qu'on avait hermétiquement fermé à l'aide d'un fil. Cela terminé, on fait prendre à l'animal le décubitus latéral.

A 10 heures du matin, l'animal se montre inquiet; on lui présente du lait, il boit avec avidité.

A 12 heures, l'animal est pris d'un vaste frisson.

A 3 heures, nausées et vomissements.

A 5 heures, les vomissements sont moins fréquents; la fièvre est à 39; le pouls, petit et très fréquent, est à 130. Le lendemain matin, 12 août 1880, l'animal est immobile, le ventre est ballonné ; à la pression on détermine la douleur, car cette pression réveille l'animal et le fait crier. Température 39, pouls toujours petit, 130. Après avoir coupé le fil qui étreint le tube à drainage et fait placer le chien sur les quatre pattes, on recueille 150 grammes d'un liquide séro-sanguinolent que nous plaçons dans un tube à réaction bien fermé. Alors on injecte 200 grammes environ d'eau tiède dans l'abdomen et on répète cinq fois cette injection, qui ne sort claire qu'à la cinquième. Une heure après l'injection, le chien est plus éveillé, il boit du lait; de plus, chose assez intéressante à remarquer, la température a baissé d'un demi-degré, et elle est maintenant à 38,5 ; le pouls prend un peu plus de force et est à 110.

Le 13, dans la matinée, température 38, pouls 100 ; le chien commence à manger.

Le 14, température 38; pouls 100 ; le tube à drainage est ôté, ainsi que le collodion ; le ventre diminue et la douleur devient moins forte à la pression.

Le 15, température 37,8; pouls 100 ; la plaie se cicatrise de plus en plus, et l'animal a repris complètement ses habitudes. Les jours suivants rien d'anormal, et douze jours après le chien était guéri. Il ne restait plus qu'une simple cicatrice linéaire.

Cette observation nous montre que la bile épanchée dans l'abdomen, fait naître une péritonite suraiguë, qui débute très peu de temps après l'arrivée de la bile dans l'abdomen, fait que l'on connaît depuis longtemps ; que l'évacuation du liquide séro-sanguinolent, secrété au début par le péritoine, amène immédiatement un soulagement et un mieux dans l'état de l'animal ; que les injections d'eau tiède produisent aussitôt un abaissement de température, et renforcent le pouls. En résumé, c'est l'évacuation et le lavage de l'abdomen, qui ont certainement sauvé la vie à l'animal ; car d'après la marche de la péritonite développée par l'arrivée de la bile dans l'abdomen, il n'aurait certainement pas atteint la soirée du jour où nous avons évacué l'exsudat du péritoine.

Expérience II (personnelle).

Le 25 août 1880, nous ayant procuré un chien à peu près du même poids et de la même taille que le premier, nous faisons, à 8 heures du matin, une ponction avec le trocart ordinaire ; par la canule nous injectons 10 grammes du liquide séro-sanguinolent qui s'était écoulé de l'abdomen du premier chien. La plaie est fermée avec une croix de Malte.

Pendant les quatre premières heures, on ne remarque rien chez le chien ; mais, vers midi et demi, il se déclare des vomissements, des nausées, et le ventre se ballonne. Peu de douleurs à la pression ; fièvre 39, pouls 110.

Le soir du même jour, pouls petit, très fréquent ; soif vive ; température 39,5.

Le lendemain 26, même état ; température 39 ; pouls 120 ; le soir, le ventre augmente considérablement ; à la percussion, sonorité exagérée en haut et en avant ; légère matité en bas ; pas de fluctuation ; à la palpation, douleur faisant hurler le chien ; le hoquet apparaît.

Le lendemain matin 27, température 39, pouls 120 ; même état. Le soir, température 39,8, pouls 120 ; collapsus.

Le lendemain matin 28, température 39,5, pouls 120 ; soir, même état.

Le 29, le chien succombe à 9 heures du matin.

L'autopsie, que nous pratiquons immédiatement, nous montre un épanchement considérable d'un liquide purulent ;

les anses intestinales sont agglutinées les unes aux autres par de fausses membranes; le péritoine est couvert de végétations; en un mot, nous trouvons toutes les lésions que nous sommes habitué de trouver dans les autopsies de péritonite.

Ainsi l'inflammation du feuillet du péritoine, que nous constatons à l'autopsie, nous explique l'apparition du hoquet pendant la maladie de l'animal.

Dans cette observation, même péritonite suraiguë que dans notre première expérience; mais ici cette péritonite est abandonnée à elle-même et l'animal succombe.

EXPÉRIENCE III (personnelle).

10 centimètres cubes de liquide retiré de l'abdomen du premier chien (Expérience n° 1) sont injectés à l'aide de la seringue de Pravaz à deux cobayes. Deux heures après tous les deux étaient très agités, mais ne vomissaient pas ; l'abdomen grossissait. Le soir du même jour, c'est-à-dire six heures après l'injection les deux cobayes étaient manifestement très mal à leur aise. Les cobayes commençaient à avoir des convulsions cloniques bientôt suivies d'un état de somnolence qui faisait prévoir que la mort ne tarderait pas à survenir. A ce moment je fais une injection de 10 centimètres cubes d'eau tiède à un des deux cobayes. Le lendemain matin, un des cobayes, celui à qui je n'avais pas fait d'injection, avait succombé; le deuxième s'est bien porté depuis, et au bout de huit jours, il était complètement rétabli. Ainsi les deux animaux étaient dans les mêmes conditions et c'est celui à qui on a injecté de l'eau tiède qui a survécu.

EXPÉRIENCE VI (personnelle).

J'injecte 5 centimètres cubes d'acide azotique dans l'abdomen de deux lapins. — Les symptômes de la péritonite ayant été constatés le soir, je fais une injection de 20 grammes d'eau tiède, et immédiatement après l'injection, les deux animaux se portent beaucoup mieux. Ce mieux continue, et huit jours après, ils étaient complètement rétablis.

La même quantité d'acide azotique ayant été injectée à deux nouveaux lapins dans les mêmes conditions, et avec le même manuel opératoire, sauf l'injection d'eau, alors que les symptômes de la péritonite étaient déclarés, a amené la mort au bout de vingt-quatres heures.

Avant de terminer l'exposé de nos expériences, je citerai quelques observations relatées dans la thèse de Stephanesco (Strasbourg 1870).

« Velpeau, dit l'auteur, injecta dans le péritoine de plusieurs chiens, 10, 15 et 20 grammes de teinture d'iode; seulement les proportions d'eau furent variables, et il constata que ceux qui moururent succombèrent à une péritonite, parce que la teinture d'iode entrait dans la solution pour moitié ou un tiers; tandis que ceux qui subirent l'injection avec un mélange d'une partie de teinture sur six ou sept d'eau, survécurent. »

Dans la même thèse, nous trouvons relatée l'expérience suivante :

« Un chirurgien espagnol ouvrit le ventre d'un chien, et piqua la vésicule biliaire qui était remplie (car l'animal n'avait rien mangé avant l'opération); aussitôt survinrent les symptômes de péritonite, d'abord localisés dans l'hypochondre droit, puis se généralisant en peu de temps, Sur quoi, le chirurgien poussa une injection d'eau tiède, dans la cavité abdominale, et peu après, les phénomènes inflammatoires se calmèrent et l'animal se remit en très peu de temps (1). »

QUATRIÈME PARTIE.

D'après les observations que nous avons citées, les expériences que nous avons faites, il est évident que nos conclusions doivent être celles-ci :

« 1° C'est chose possible que dans la péritonite aiguë, les injections aqueuses pratiquées dès le début dans la cavité abdominale, enrayent brusquement la maladie. »

Ce fait n'a jamais été constaté chez l'homme ; mais l'expérimentation le démontre chez le chien. Peut-être objectera-t-on que, chez le chien, la péritonite guérit facilement, et que l'injection d'eau n'agit aucunement sur la péritonite qui doit guérir spontanément.

A cette objection, nous nous permettrons de faire remarquer que, dans nos expériences, nous avons eu à constater des morts quand le lavage de l'abdomen n'avait pas lieu.

Mais chez l'homme n'avons-nous pas vu, dans différents cas, la péritonite menacer d'entraîner la mort, et s'amender immédaitement par une incision et un drainage ?

Reportons-nous à l'observation de Kœberlé, qui nous montre une malade, dont l'état était désespéré, aller mieux immédiatement après qu'une incision avait donné issue au liquide épanché dans l'abdomen. Est-ce que les observations de Ravaton (obs. 2 et 3) ne nous montrent pas aussi des cas de guérison obtenue par le drainage de la cavité abdominale?

D'ailleurs, que constate-t-on dans certains cas de guérison de la péritonite? On voit se former un abcès, qu'on ouvre ou qui se fraye lui-même une voie à l'extérieur; le pus s'évacue, et la péritonite se guérit. Imitons donc la nature : quand nous constatons la présence du liquide dans l'abdomen, évacuons-le par une ponction ou diluons-le de manière à lui ôter ses propriétés irritantes.

Dans la péritonite puerpérale, le médecin a-t-il le droit de pratiquer une incision dans le ventre, opération sans précédent et condamnée par la tradition, celle-ci à la vérité ayant déjà reçu un démenti des faits si nombreux de l'ovariotomie?

Avons-nous le droit d'inciser l'abdomen dans la péritonite puerpérale? Pour résoudre cette question, il convient d'abord de rappeler que, si on n'a jamais le droit de faire sur son semblable une opération dangereuse dans le seul but d'éclairer la science, à côté de cette défense absolue, il y a pour le médecin un *devoir*, celui de lutter contre la maladie jusqu'au bout, jusque dans l'agonie. Oui, on a le droit de tenter cette opération, si on la croit nécessaire à son malade. D'ailleurs, qu'on la tente la première fois sur un malade dans un état désespéré, afin que la conscience ne puisse rien reprocher, et, si elle réussit, qu'on applique le traitement chirurgicale à toute péritonite.

INDEX.

Journal de médecine, chirurgie, pharmacie, de Roux.

Archiv. für klinische Chirurgie, von Langenbeck. Berlin, 1876.

Injection d'eau dans la cavité abdominale. Netter, 1875. Chirurgie des armées, page 231. Ravaton, 1768.

Pratique moderne de la chirurgie. Paris, 1775.

Sammlung klineischer Vortrage, n° 107, décembre 1876, page 808.

Nussbaum Die Drainagirung der Bauchhöhle und die intra-péritoneale Injection.

Kœberlé. Gazette médicale de Strabourg, 1867.

Second-Féréol. Thèse de Paris, 1859.

Stéphanesco, Thèse de Strabourg, 1870.

Paris. — A. PARENT, imp. de la Fac. de médec., rue M.-le-Prince, 31.
A. DAVY, successeur.

www.ingramcontent.com/pod-product-compliance
Ingram Content Group UK Ltd.
Pitfield, Milton Keynes, MK11 3LW, UK
UKHW020410220726
13923UKWH00004B/1854